AF144213

BEI GRIN MACHT SICH IHR WISSEN BEZAHLT

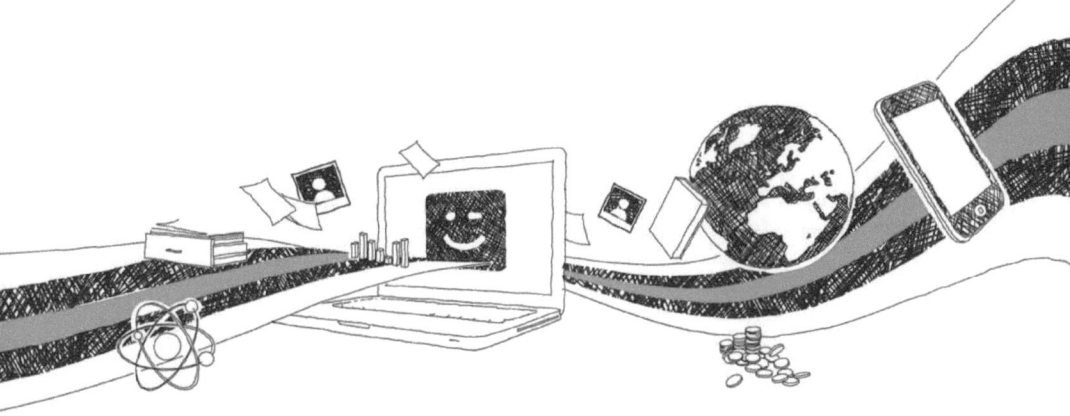

- Wir veröffentlichen Ihre Hausarbeit, Bachelor- und Masterarbeit

- Ihr eigenes eBook und Buch - weltweit in allen wichtigen Shops

- Verdienen Sie an jedem Verkauf

Jetzt bei www.GRIN.com hochladen und kostenlos publizieren

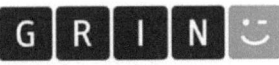

Ellen Haberland

Das Sozialisationskonzept von K. Hurrelmann. Zur Bedeutung der Sozialisation für die Gesundheit

Sozialisation der Kinder während des Zweiten Weltkrieges und die Auswirkungen auf das heutige Gesundheitsverhalten dieser Generation

GRIN Verlag

Bibliografische Information der Deutschen Nationalbibliothek:

Die Deutsche Bibliothek verzeichnet diese Publikation in der Deutschen National-
bibliografie; detaillierte bibliografische Daten sind im Internet über http://dnb.d-
nb.de/ abrufbar.

Impressum:

Copyright © 2011 GRIN Verlag GmbH
Druck und Bindung: Books on Demand GmbH, Norderstedt Germany
ISBN: 978-3-656-10074-4

Dieses Buch bei GRIN:

http://www.grin.com/de/e-book/184947/das-sozialisationskonzept-von-k-hurrelmann-
zur-bedeutung-der-sozialisation

GRIN - Your knowledge has value

Der GRIN Verlag publiziert seit 1998 wissenschaftliche Arbeiten von Studenten, Hochschullehrern und anderen Akademikern als eBook und gedrucktes Buch. Die Verlagswebsite www.grin.com ist die ideale Plattform zur Veröffentlichung von Hausarbeiten, Abschlussarbeiten, wissenschaftlichen Aufsätzen, Dissertationen und Fachbüchern.

Besuchen Sie uns im Internet:

http://www.grin.com/

http://www.facebook.com/grincom

http://www.twitter.com/grin_com

Hamburger Fern-Hochschule
Studiengang Pflegemanagement
Hamburg

Studienfach Gesundheitswissenschaft
PM-GEW-P12-11027

Hausarbeit zum Themenkomplex
Thema A-2: Das Sozialisationskonzept von K. Hurrelmann. Zur Bedeutung der
Sozialisation für die Gesundheit

Sozialisation der Kinder während des Zweiten Weltkrieges und die Auswirkungen
auf das heutige Gesundheitsverhalten dieser Generation

Herbstsemester 2011

von

Ellen Haberland

Abgabedatum 27.08.2011

Inhaltsverzeichnis

1. Einführung in die Thematik

Die Gesundheit ist für die Menschen ein zentrales Thema in ihrem Leben. Die Vorstellungen darüber, was es heißt, gesund zu sein oder sich gesund zu fühlen, variieren zwischen einzelnen Kulturen, Menschengruppen, Altersgruppen, teilweise sind sie gar von Mensch zu Mensch verschieden. Viele von uns haben ein Bewusstsein darüber, was unsere Gesundheit beeinflusst und wie wir unsere Gesundheit erhalten können. Erfahrungen sowohl durch Beobachtung und Erzählungen als auch durch das persönliche Erleben in verschiedensten Situationen prägen uns diesbezüglich.

Neben den oft zitierten genetischen Einflüssen, die unsere gesundheitliche Konstitution beeinflussen, gelten auch Umwelteinflüsse maßgeblich zu den Faktoren, die unsere Gesundheit in hohem Maße verändern können. Die Umwelteinflüsse beziehen sich nicht ausschließlich auf Umweltverschmutzungen, wie zum Beispiel Gifte, die wir durch den Emissionsausstoß in der Industrie oder durch den Straßenverkehr kennen, sondern auch auf Lebens- und Arbeitsbedingungen, die uns in unterschiedlicher Stärke belasten.

In der folgenden Hausarbeit werden die psychischen und sozialen Belastungen der Kinder während des Zweiten Weltkrieges näher betrachtet hinsichtlich der Fragestellung, inwieweit können Erlebnisse aus der damaligen Zeit noch Einfluss üben auf die heutige Einstellung zum Umgang mit Gesundheit. Die Menschen, um die es im folgenden geht, sind heute im Rentenalter, ein Teil der Betroffenen sind in Alten- und Senioreneinrichtungen oder werden von Ambulanten Pflegediensten oder Angehörigen versorgt und teilweise gepflegt.
Die Arbeit in den Altenpflegeeinrichtungen wird seit ein paar Jahren mit dem Umstand konfrontiert, dass sie zunehmend Menschen versorgen, die oft eine besonders schwere und einschneidende Kindheit aufgrund der Kriegsgeschehen erlebt haben und dadurch sicher auch eine Sozialisation unter schwierigen Bedingungen erfuhren. Die Mitarbeiterinnen und Mitarbeiter in den jeweiligen Einrichtungen sind oftmals recht jung, sie haben von den Kriegsjahren durch den Unterricht in der Schule gehört, teilweise auch aus persönlichen Berichten der eigenen Großeltern erfahren. Die Bedeutung dieser schwierigen Zeit und die Auswirkungen auf das Verhalten dieser Menschen, kann oft nur erahnt werden und es finden sich noch wenig Untersuchungen zu diesem Thema, auf die man für die tägliche Arbeit zurückgreifen bzw. sie integrieren könnte. Die Thematik wird aber noch einige Jahre aktuell bleiben und wird dann später einmünden in

die Auswirkungen auf die Kinder, die die Aufbauphase erlebt haben und geprägt wurden von der elterlichen Kriegsgeneration.

2. Sozialisation und Gesundheit

Sozialisation ist "der Prozess der Entstehung und Entwicklung der Persönlichkeit in wechselseitiger Abhängigkeit von der gesellschaftlich vermittelten sozialen und materiellen Umwelt." (Geulen/Hurrelmann 1980, s. 51). Die Gesamtheit aller gesellschaftlichen Einflüsse wirken auf die Entwicklung einer Persönlichkeit eines jeden Menschen. Innerhalb der Sozialisation geht es einerseits um den Prozess der Vergesellschaftung (z.B. welche Werte und Normen sind für die Gesellschaft allgemeingültig?) und um die Individualisierung eines Menschen mit der Prägung seines ganz persönlichen Profils mit allen seinen Handlungsfähigkeiten und - mustern.

Sozialisation und Gesundheit stehen in enger Beziehung zueinander. Dies zeigt die Gesundheitssoziologie als eine Disziplin der Soziologie immer wieder auf. Untersuchungen zeigen, dass es beispielsweise Zusammenhänge gibt zwischen gesellschaftlichen Teilsystemen wie dem System Bildung, Familie, Freizeit und der Gesundheit des Einzelnen.

Es ist nicht unerheblich, welche Rahmenbedingungen ein Einzelner für sich hat, da sich hieraus die Einstellungen und Handlungsweisen für die Zukunft entwickeln, die dafür verantwortlich sind, inwieweit jeder aktiv etwas für seine Gesundheit und damit etwas zur eigenen Prävention beitragen kann. Der Zugang zu Institutionen, zu bestimmten Wissen, zur gezielten Förderung und Unterstützung von Fähigkeiten, zu bestimmten sozialen Kreisen, zu verschiedenen Kulturen ist sehr unterschiedlich und je mehr Möglichkeiten sich einem Kind bieten, die soziale Welt in ihrer Vielfalt kennenzulernen, sich damit auseinander zu setzen und entsprechend immer wieder zu reflektieren, desto größer ist die Wahrscheinlichkeit, dass es auch im Erwachsenenalter sorgsamer mit seiner individuellen Gesundheit umgeht, weil es zum Beispiel über entsprechendes Wissen verfügt.

2.1 Definition von Gesundheit und Krankheit

Gesundheit und Krankheit sind jeweils zwei Begriffe, zu denen viele Wissenschaftler, Organisationen und Verbände schon zahlreiche Überlegungen angestellt haben. Es finden sich daher bei einer entsprechenden

Literaturrecherche viele unterschiedliche Erklärungen, die sehr stark von der Sichtweise und dem inhaltlichem Schwerpunkt abhängen.

Laut der Definition der Weltgesundheitsorganisation ist: "Gesundheit der Zustand des vollkommenen körperlichen, seelischen und sozialen Wohlbefindens und nicht alleine das Fehlen von Krankheit und Gebrechen." (Kurzdefinition von Gesundheit, WHO 1949).

In seinem Buch "Gesundheitssoziologie" bezeichnet Klaus Hurrelmann Gesundheit "als Zustand des Wohlbefindens einer Person, der gegeben ist, wenn diese Person sich körperlich, psychisch und sozial im Einklang mit den jeweils gegebenen inneren und äußeren Lebensbedingungen befindet. Gesundheit ist nach diesem Verständnis ein angenehmes und durchaus nicht selbstverständliches Gleichgewichtsstadium von Risiko- und Schutzfaktoren, das zu jedem lebensgeschichtlichen Zeitpunkt immer erneut hergestellt werden muss. Gelingt das Gleichgewicht, dann kann dem Leben Freude und Sinn abgewonnen werden, ist eine produktive Entfaltung der eigenen Kompetenzen und Leistungspotentiale möglich und steigt die Bereitschaft, sich gesellschaftlich zu integrieren und zu engagieren." (Klaus Hurrelmann Gesundheitssoziologie, S. 146).

Diese Definitionen machen deutlich, dass weder Gesundheit noch Krankheit isoliert betrachtet werden können. Beide stehen in Wechselwirkung zueinander und der Übergang ist nicht selten fließend. Die Entscheidung, ob man sich gerade gesund oder eher krank fühlt, kann meist durch den Betroffenen selbst am besten erfolgen, weil sein Empfinden für Außenstehende oft nicht ausreichend sichtbar ist.

Gesundheit verbinden Menschen im Allgemeinen mit etwas Positiven, es gibt allerdings keine ganz konkreten Vorstellungen darüber, was es tatsächlich für den einzelnen bedeutet, gesund zu sein oder sich gesund zu fühlen, bzw. krank zu sein. Oft wird davon gesprochen, dass keine Krankheiten im medizinischem Sinne vorliegen und keine körperlichen Beeinträchtigungen das tägliche Leben erschweren. Gesundheit wird von allen gewünscht, dies zeigt nicht alleine der Umstand im täglichen Leben, dass zu Anlässen wie Geburtstage stets die Gesundheit einen hohen Stellenwert auf der Wunschliste einnimmt, es wird Gesundheit gewünscht, wenn jemand niest und die Liste ließe sich noch weiter fortführen. Die Möglichkeit der Beeinflussung und das aktive Streben nach

Gesundheit ist unterschiedlich ausgeprägt und hängt nicht zuletzt von dem jeweiligen Gesundheitsbewusstsein eines Einzelnen ab.

2.2 Das Modell der Sozialisationstheorie nach Klaus Hurrelmann

In der Einleitung des Buches "Einführung in die Sozialisationstheorie" von Klaus Hurrelmann wird beschrieben, womit sich die Sozialisationstheorie beschäftigt. Hier geht es darum, dass alle Menschen aufgrund genetischer Hintergründe mit unterschiedlichen Fähigkeiten, Ressourcen, Charakteren, zu denen das individuelle Temperament und bestimmte Persönlichkeitsmerkmale gehören, ausgestattet sind. Sie werden in eine Welt mit vielen Normen, Regeln und Werten hineingeboren.

Während des gesamten Lebens, aber insbesondere in der Kindheit setzen wir uns mit Situationen auseinander, wir machen Erfahrungen und beobachten, welche Reaktionen unser Verhalten bei anderen Menschen auslöst. In der Phase der Heranwachsenden, von der Kleinkindzeit über die Schul- und Jugendzeit werden wir zudem in aller Regel von unseren Eltern erzogen, sie bilden unser Vorbild für die Dinge, die "richtig" sind, sie lehren uns Regeln und Normen, aber sie prägen auch unser moralisches Denken.

Kinder kommen häufig durch das Spielen mit anderen in Kontakt und erfahren hier wieder andere Sichtweisen, möglicherweise auch andere Regeln und Normen. Ähnlich verhält es sich in Kindergärten, in denen die Erzieherinnen und Erzieher das Verhalten der Kinder beeinflussen und ihnen deutlich machen, welche Werte in unserer Gesellschaft notwendig und allgemeingültig sind, um im Leben entsprechend zurecht zu kommen. Dieser Lernprozess setzt sich in der Schule fort, in Sportvereinen und in Freundschaften. Hinzu kommt die Beeinflussung durch Medien verschiedenster Art, die wir konsumieren und unsere Meinungen in nicht unerheblichem Maße prägen.

Wichtig in diesem Zusammenhang ist, dass wir uns ein Leben lang produktiv mit unseren Anlagen, unseren persönlichen Ressourcen, und der uns umgebenden Realität auseinandersetzen. Hurrelmann schreibt in seiner sechsten These zur Sozialisation als produktive Verarbeitung der Realität: "Die Persönlichkeitsentwicklung besteht lebenslang aus einer nach Lebensphasen spezifischen Bewältigung von Entwicklungsaufgaben."

Für das Thema " Sozialisation der Kinder während des Zweiten Weltkrieges und die Auswirkungen auf das heutige Gesundheitsverhalten dieser Generation" bedeutet das auf den Hinblick unserer heutigen Zeit, dass trotz aller

6

Sozialisationsentwicklungen in den damals schwierigen Zeiten noch Ressourcen für jeden einzelnen vorhanden sind, durch heutige positive Erlebnisse und Erfahrungen Denkweisen zu verändern oder sie zumindest mehr zu verstehen, um dadurch negative Erlebnisse in ihrer Wirkung auf heute mit den daraus folgenden Handlungen anders zu betrachten.

2.3 Belastungsfaktoren und Bewältigungsstrategien

Menschen werden im Laufe ihres Lebens immer wieder mit Belastungssituationen konfrontiert. Als Kinder lernen sie bereits früh, sich mit diesen Ereignissen auseinander zu setzen und Strategien zu entwickeln, künftig in angemessener Weise reagieren und diese auch gut aushalten zu können, ohne dass eine länger dauernde negative Stresssituation hierbei empfunden wird. Wir alle benötigen ein gewisses Maß an Stress um uns immer wieder mit Situationen konfrontieren zu können, daraus zu lernen, uns weiter zu entwickeln und immer wieder zu reflektieren. Diese ständige Arbeit mit der inneren Realität eines jeden und der sogenannten äußeren Realität, die uns in Form unserer Umwelt umgibt, prägt uns als Menschen und formt unseren Charakter und unsere Wesenszüge.

Stress kann aber durchaus dazu führen, dass Menschen hieran erkranken, sowohl psychisch als auch organisch. Dies wird häufig als negativer Stress bezeichnet.

Klaus Hurrelmann schreibt in seinem Buch "Einführung in die Sozialisationstheorie" in dem Kapitel "Psychologische und soziologische Theorien der Sozialisation: "... Die Theorie geht von der Annahme aus, dass auch in hoch zivilisierten Gesellschaften Menschen wegen ihrer vererbten Grundausstattung an Körper und Psyche noch immer mit der gleichen archaischen Spontaneität wie in den Frühstadien der menschlichen Entwicklung reagieren, und zwar überwiegend mit Mechanismen, die sich der direkten Kontrolle des Menschen entziehen. Typisch für hoch organisierte Kulturen und Gesellschaften ist aber, dass eine urtümliche, spontane Spannungsabfuhr in Form von offenem Kampf meist nicht möglich ist. Soll es nicht zu nach innen und nach außen gerichteten destruktiven Reaktionen wie Gewalt, Selbstaggression, Depression und Drogenkonsum kommen, ist deshalb eine bewusste Analyse der Spannungspotenziale und eine Entwicklung von wirksamen Bewältigungskompetenzen notwendig" (Klaus Hurrelmann 2002, S. 55f).

Hier wird sehr deutlich veranschaulicht, welche Folgen eine fehlende Bewältigungsstrategie in Stresssituation nach sich ziehen können und diese sowohl auf den einzelnen als auch auf die Mitmenschen wirkt.

Pearlin hat 1987 (aus Hurrelmann Einführung in die Sozialisationstheorie, S. 57) drei so genannte Ereignisgruppen definiert, die verschiedene Belastungsformen kategorisieren. Er unterscheidet kritische Lebensphasen, die mit einem unerwartetem Verlust einer wichtigen Bezugsperson oder beispielsweise auch mit Trennungen einhergehen. Dieser Kategorie sind sicherlich viele der damaligen Kinder zuzuordnen, zumal die Trennung vom Vater weit verbreitet war durch den Einsatz an der Kriegsfront. Es gab Trennungen von den Eltern, die auf der Flucht waren und versucht haben, ihre Kinder irgendwo sicher unterzubringen bis zu den Trennungen, die durch den Tod eintraten.

Eine zweite Kategorie bezieht sich auf chronische Spannungen, die zum Beispiel durch Rollenkonflikte auftreten. Viele ältere Geschwisterkinder haben in der Kriegs- bzw. Nachkriegszeit insbesondere unter den Mädchen die Rolle der Mutter für die anderen Geschwister einnehmen müssen. Sie haben sich um den Haushalt gekümmert, haben versucht, ein wenig Geld zu verdienen und sorgten aufopferungsvoll für die Kleineren.

Als dritte Kategorie benennt Pearlin schwierige Übergänge im Lebenslauf. Dieser Umstand trifft ebenfalls auf die Generation zu, die hier in der Hausarbeit beschrieben wird. Sie haben in den Nachkriegsjahren in mühevoller und unermüdlicher Arbeit einen Wiederaufbau ermöglicht um eine bessere Zukunft für sich und ihre Nachkommen zu gestalten. Hier blieb sicherlich oft wenig Zeit für sich selbst, da das Gemeinwohl sehr stark im Vordergrund stand.

In der Dissertation "Kriegskindheit im Zweiten Weltkrieg und heutige psychosomatische Belastung durch posttraumatische und komorbide Symptome" zum Erwerb des Doktorgrades in der Medizin beschäftigt sich Frau Andrea Bauer aus Lehrte sehr intensiv mit den Folgen der Kriegserlebnisse der damals betroffenen Kinder.

Hinsichtlich der Belastungsfaktoren benennt sie auf Seite 34 eine Vielzahl von Punkten, wie das längere Getrenntsein vom Vater, weiterhin selbst erlebte Traumata, fehlende und unzureichende Nahrung, Wärme und Armut, das Erleben von Angriffen, Mütter mit Gewalterfahrungen, schwere Krankheiten während des Krieges, Flucht aus der Heimat, aber auch die Tatsache, dass manche Eltern Mitglieder in NS-Organisationen waren.

Die Bewältigungsstrategien können darin bestehen, dass der Grund für die Belastung weggedrängt oder abgeschwächt wird, der Volksmund sagt hierzu treffend: "Man legt sich ein dickeres Fell zu!".

Klaus Hurrelmann merkt zudem noch an (Einführung in die Sozialisationstheorie, Seite 57), dass Menschen Belastungen durch emotionale Umstellung tolerieren und ertragen können im Sinne einer "Gefühlsregulierung" (Lazarus und Launier 1978).

In einem Interview mit dem Altersforscher Klaus Radebold in der Zeitschrift "Der Spiegel" vom 25.04.2005 ist eindrucksvoll nachzulesen, wie in der Regel mit schrecklichen Kriegsereignissen umgegangen wurde. Er erzählt: "Getrauert haben wir nie. Mit uns Kindern wurde darüber nicht geredet. Und auch unter sich haben die Kinder nicht über ihren Kummer gesprochen." Der Kummer wurde im Innern der betroffenen Kinder verschlossen und verdrängt. Klaus Radebold berichtet, dass er sein inneres Leiden teilweise kompensiert hat, indem er manches Mal den Besuch der Schule verweigerte oder sich in Bücher "vergraben" hat und dort seine eigene Welt schöpfte.

Die Autorin Sabine Bode schreibt in der Einführung ihres Buches, dass viele ihrer Gesprächspartner, über deren Erleben sie berichtet, es meistens ablehnten, sich mit der Frage zu befassen, wie sich der Krieg auf ihr weiteres Leben ausgewirkt haben könnte. Häufig hörte sie den Satz: "Wir haben in dieser Zeit auch viel Schönes erlebt." Diese Handlungsreaktion macht noch einmal das Verdrängen als Bewältigungsstrategie der vielen schrecklichen Erlebnisse deutlich.

Frau Bauer beschreibt in der bereits oben erwähnten Dissertationsarbeit weiter, dass Kriegserleben als zweithöchstes Risiko gilt, an posttraumatischen Belastungsstörungen zu erkranken. Leider sind die gesundheitlichen und hier insbesondere die psychischen Folgen der Kriege auf die Zivilbevölkerung und vor allem auf die damaligen Kinder nur wenig untersucht, da offenbar mehr die Auswirkungen auf die Soldaten im Vordergrund standen, über die zahlreiche Berichte und Untersuchungen zu finden sind. Vielfältig gab es noch die Auffassung, dass die Kinder noch zu klein waren, um tatsächlich etwas mitbekommen zu haben, ähnlich einer heutigen Auffassung, dass die Kinder der heute älteren Senioren, die bereits geistige Defizite aufgrund von Demenzen aufweisen, meinen, dass die Eltern nichts mehr mitbekommen, da sie ja bereits verwirrt seien.

2.4 Krankheitsursachen und ihre Risikofaktoren

Trennungen von wichtigen Bezugspersonen, mangelhafte Ernährung, fehlende Wärme, Beeinträchtigungen in der gesamten Infrastruktur, die für ein gesundes Gedeihen von Säuglingen und Kindern unabdingbar sind, sind einige der Ursachen für die Erkrankungen zur damaligen Zeit, die auch immer noch auf heute nachwirken. Als Krankheiten zu nennen sind hier unter anderem psychische Beeinträchtigungen (posttraumatische Belastungsstörungen), aber auch wie eindrucksvoll in dem Buch "Das Erleben von Krieg, Heimatverlust und Flucht in Kindheit und Jugend bei einem Kollektiv bypassoperierter Herzinfarktpatienten" von Greb und Pilz nachzulesen ist, dass ein Großteil der damals untersuchten 26 Patienten Erfahrungen mit schlimmen Kriegserlebnissen wie Trennungen, Bombardierungen, Hunger und ähnlichem, sich im Vorfeld der sich zeigenden Herzstörungen intensive gedankliche und psychische Auseinandersetzungen mit dem damals Erlebten erfuhren, die teilweise sogar Todesängste auslösten. (Greb, Tillmann; Pilz, Ursula; Lamperter, Ulrich Juni 2003, S. 39 ff)

Frau Bauer merkt in ihrer Arbeit an: "Insgesamt spielt für kleine Kinder das psychosoziale Umfeld, insbesondere die Stabilität und emotionale Präsenz der Mutter bei der Bewältigung von Kriegsereignissen eine wichtige Rolle. Die Kinder orientieren sich mehr an den direkten Bezugspersonen und daran, wie diese ihnen die Ereignisse erklären und für sich selbst bewerten, als an dem Ereignis selbst.

In ihrer Untersuchung fand sie heraus, dass bei einer Stichprobe von 60 seit Kriegsende in Westdeutschland lebenden Probanden der Jahrgänge 1933 - 1946 im Vergleich zu repräsentativen Bevölkerungsgruppen signifikant mit posttraumatischen und komorbiden Symptomen. Es gibt einen großen Zusammenhang zwischen den Gewalterfahrungen der Mütter und der heutigen posttraumatischen Beschwerden der Patienten. Weitere signifikante Zusammenhänge zwischen den heutigen Symptomen und der damaligen Ereignisse bestehen in den damals erlebten Bombardierungen und den massiven Mangelerfahrungen.

Dr. Harmut Radebold geht in seinem Artikel "Bei Diagnose historisch denken" (Deutsches Ärzteblatt Jg. 101, Heft 27, 12.07.2004 S. A 1960 - A 1962) auf die wenigen Forschungsergebnisse bezüglich der Kriegskindheiten und den daraus erwachsenen Folgen ein und zeigt auf, dass die Erlebnisse von Bombardierungen, Zerstörungen und damit verbundener Flucht bis heute massive Auswirkungen auf die Lebenszufriedenheit und die psychosoziale Gesundheitsfunktionsfähigkeit hat und sich in Krankheitsbildern wie Depressivität und sozialem Rückzug zeigen.

Wie auch bereits in der Dissertation von Frau Andrea Bauer erwähnt, sagt auch Dr. Radebold, dass Symptome einer teilweisen posttraumatischen Belastungsstörung zu beobachten ist, selten dagegen eine vollständige. Damals erlebte Ausbombungen lösen heute bei einigen Betroffenen immer wiederkehrende Panikattacken und Angstzustände aus.

Das Getrenntsein insbesondere vom Vater durch Kriegseinsatz, Gefangenschaft oder durch Verlust aufgrund von Tod oder Vermissen, führte gerade bei den Söhnen zu eingeschränkter bis verunsicherter psychosozialer und psychosexueller Identität sowie zu Schwierigkeiten im Bereich der Beziehungs- und Bindungsfähigkeit. Das Älterwerden ist durch eine zunehmende psychische Ermüdung gekennzeichnet.

Zu erwähnen ist noch, dass die nachfolgende Generation sich mit der bestehenden psychischen Belastungssituation der Eltern aufgrund des Erlebten auseinandersetzen musste und sich mit gefühlsmäßiger Unerreichbarkeit der Bezugspersonen konfrontiert sahen. Sie identifizierten sich mit den Erlebnissen und hofften, ihre Eltern in ihrer Situation aufzufangen und erlebten selbst dadurch eine ernstzunehmende psychische Überlastungssituation, die bis in die Gegenwart hinein reicht.

3. Gesundheitsverhalten und Gesundheitsentwicklung

3.1 Die Schlüsselrolle des Gesundheitsverhaltens

Das Gesundheitsverhalten bezeichnet die Einstellung eines jeden Einzelnen bezüglich seiner Gesundheit und Gesundheitsrisiken. Jeder schätzt für sich persönlich ein, ob er sich gesund fühlt, welchen Stellenwert Gesundheit für ihn hat und wie viel er bereit ist, für die Gesundheit aktiv zu tun, damit mögliche Risiken nicht den Gesundheitsstatus seiner selbst gefährden können. Geprägt wurde das Gesundheitsverhalten und damit verbunden die innere Einstellung innerhalb der Familien, in Institutionen wie Kindergärten und Schulen (Stichwort "gesundes Frühstück") und auch im Austausch mit Freunden, Bekannten und schließlich durch Medien. Wichtig ist in diesem Zusammenhang auch das Wissen über Gesundheit, Risiken und den Möglichkeiten, die für jeden einzelnen bestehen, positiv im Sinne seiner Gesundheit mitzuwirken. Positives

Gesundheitsverhalten bedeutet eine hohe soziale Verantwortung, die Gesundheit ist somit nicht nur ein individuelles, sondern auch ein soziales Gut.

Einschränkungen bezüglich der aktiven Beeinflussung eines jeden selbst bezüglich seiner Gesundheit ergeben sich durch strukturelle Möglichkeiten und Grenzen, denen eine Person unterworfen ist. Hierzu gehört sein sozialer Status, seine Geschlechtszugehörigkeit und sein Alter. Hieraus ergeben sich Handlungsmuster, die sich festschreiben und die den Lebensstil eines jeden zeichnen.

Betrachtet man die Kriegsgeneration vor diesem Hintergrund, so lässt sich zunächst einmal feststellen, dass die Möglichkeiten zur aktiven Gesundheitsbeeinflussung in vielen Fällen begrenzter war als es heute der Fall ist. Alleine durch die Zerstörung der Infrastruktur ergaben sich Schwierigkeiten, es gab nicht in ausreichendem Maße Mediziner und Krankenhausplätze, um die Gesamtbevölkerung im ausreichendem Maße optimal versorgen zu können.
Während des Krieges erlahmte auch das Betreuungssystem für die Kinder, Schulen konnten nicht in ausreichendem Maße ihrem Bildungsauftrag nachkommen, teilweise konnten viele Kinder gar nicht an irgendeiner Form von Unterricht teilnehmen, weil sie entweder auf der Flucht waren oder ausgeschlossen wurden.
In der Zeit, als erwachsene Soldaten an der Front knapp wurden, wurde immer stärker auf männliche Jugendliche zurückgegriffen, die noch gar nicht die vorgesehene Schulzeit beendet hatten und stattdessen einen "Notschulabschluss" ausgestellt bekamen (z.B. Stichwort "Notabitur").

Die Möglichkeiten, eine gesicherte soziale Existenz für sich und für die einzelnen Familien zu wahren, waren während der Kriegsjahre für immer mehr Menschen ein großes Problem. Die Verdienstmöglichkeiten fielen durch zunehmende Zerstörung insbesondere im wirtschaftlichen Bereich des Landes aus, so dass viele mit großen Existenzsorgen belastet wurden. An der Stelle sei auch noch einmal daran erinnert, dass es viele weibliche Jugendliche oder junge Erwachsene gab, die sich aufgrund des Verlustes der Eltern nicht weiter ihrer schulischen Laufbahn widmen konnten, sondern haben sich stattdessen um ihre jüngeren Geschwister in der Rolle als Mutter gekümmert. Sie hatten damit später nicht das schulische Ziel erreicht, um ihre Berufsvorstellung realisieren zu können. Gerade in Alteneinrichtungen hört man aus zahlreichen Erzählungen älterer Damen, dass sie es bis heute kaum verwunden haben, dass sie schulisch und beruflich betrachtet nicht das erreicht haben, was sie aufgrund ihrer

Fähigkeiten und Leistungsbereitschaft hätten schaffen können. Aus dieser Situation ergab sich unumgänglich, dass sie nur während ihrer aktiven beruflichen Lebenszeit Hilfsberufe einnehmen konnten, bei denen sie nicht nur unter schwierigen Arbeitsbedingungen einer hohen oft körperlichen Leistungsanforderung standen, sondern dass die Entlohnung entsprechend niedrig war und sich später daraus auch nur geringe Renten ergaben, die wiederum die Möglichkeiten für ein entsprechend umfassendes Gesundheitsverhalten einschränken.

An dieser Stelle sei erwähnt, dass es in der Bevölkerung glücklicherweise auch viele Kinder gab, die gute Sozialisationsbedingungen vorgefunden haben, die ein behütetes Elternhaus hatten, die kein Hunger und keine Versorgungsengpässe in dem Maße kannten, wie die, die beispielsweise Bombardierungen ihres eigenen Zuhauses erleben mussten. Sie hatten Zugang zu Bildung und hatten Möglichkeiten, eine positive Entwicklung ihrer Persönlichkeit zu erfahren.

Dr. Hartmut Radebold berichtet in einem Interview in "Der Spiegel" (2005, Ausgabe 17, S. 172 ff), dass 70 % der Geburtsjahrgänge 1927 bis 1946 offenbar nichts oder nichts Gravierendes erlebt haben. Rund 30 % bezeichnet er als mehrfach beschädigt und traumatisiert. Vermutungen gehen dahin, dass etwa 3 bis 5 % unter einer vollständigen posttraumatischen Belastungsstörung leiden, die aus der damaligen Zeit resultieren. Ein großer Teil der Betroffenen leidet unter Depressionen, Ängste und eingeschränkter Funktionsfähigkeit.

Klaus Hurrelmann hat in seinem Buch "Gesundheitssoziologie" die wichtige Erkenntnis über die Einflüsse auf Gesundheit wie folgt formuliert: "Die ökonomischen, sozialen und kulturellen Lebensbedingungen wirken als "Gesundheitsverhältnisse" direkt und indirekt (über das Gesundheitsverhalten) auf den Gesundheitsstatus einzelner Mitglieder der Gesellschaft und kollektiv auf den von ganzen Bevölkerungsgruppen. ... Starke Effekte gehen vor allem von der finanziellen, ökonomischen Position aus, ebenso von dem erreichten Bildungsgrad und dem Ausmaß der sozialen Anerkennung und kulturellen Integration. Auch die berufliche und familiale Eingliederung und der Migrationsstatus erweisen sich als bedeutsame Faktoren. ... Alle diese Faktoren wirken über den gesamten Lebenslauf hinweg, haben aber eine deutliche geschlechtsspezifische Ausprägung."

Vieles von dem, das Klaus Hurrelmann in seinem Fazit beschreibt, hat bereits Erwähnung gefunden. Wichtig wäre noch, dass hinsichtlich des Gesundheitsverhalten die Menschen, die in den Kriegsjahren ausgegrenzt wurden, um ein Vielfaches schwierigere Bedingungen hatten, wie andere aus der

Bevölkerung. Soziale Kontakte, die überaus wichtig sind für eine gesunde Entwicklung eines Menschen, konnten nicht im ausreichenden Maße geknüpft werden und wirkten damit als Hindernis für eine gelingende Integration.

Die Gruppe der Flüchtlinge sahen sich einem ähnlichem Problem gegenüber, sie hatten ihre Heimat verloren, mussten woanders sich wieder neu einrichten und waren nicht immer selbstverständlich überall willkommen. Zudem hat sich häufig durch die Flucht und den Verlust des Hab und Guts der soziale Status massiv verändert.

3.2 Einflussfaktoren der Familienstrukturen

Familien haben eine enorme Bedeutung und sind die zentralen Instanzen für die Sozialisation. Sie decken die Grundbedürfnisse eines einzelnen Familienmitgliedes ab, die können direkt auf persönliche Belange eingehen und sie bieten einen gewissen Schutz gegenüber der Außenwelt. Sie vermitteln Geborgenheit und Sicherheit, Zusammengehörigkeit und leben ihre eigene innere "Familienwelt". Meinungen, Vorstellungen und Werte, die von außen in die Familie kommen, werden durch die Eltern gefiltert und übersetzt in eigene Werte und Normen.

Familien haben sich in ihrer Struktur seit den letzten 200 Jahren beträchtlich verändert. Großfamilien, die man von früher aus Erzählungen kennt, sind heute nicht mehr üblich. Dies liegt zum einen daran, dass in früheren Zeiten eine starke Verbindung zwischen dem Arbeitsplatz und dem Wohnsitz gab, das heißt, dort, wo man gearbeitet hat, hat man auch gewohnt. Traditionell haben die Familienmitglieder in dem Betrieb gearbeitet, es waren damit reine Familienbetriebe, denen der Vater in aller Regel als Patriarch vorsaß. Mehrere Generationen teilten sich die anstehenden familiären und betrieblichen Aufgaben innerhalb der Familie. Sie waren damit in erster Linie wirtschaftliche und praktische Zweckbündnisse, in denen Privatheit und Intimität eine eher untergeordnete Rolle spielten. Die Erfüllung der Bedürfnisse nach "Glück" im Sinne von Liebe, Wärme, Nähe, Gefühle, Rückzugsort und Entspannung waren nur begrenzt möglich.

Heute haben sich diese Umstände sehr gewandelt, Gefühle wie Liebe etc. spielen eine enorme Rolle innerhalb der Familie, es werden ganz konkret intensive Überlegungen darüber angestellt, ob und mit wem man zusammenleben möchte und ob man sich gemeinsam beispielsweise Kinder vorstellen kann.

Trennungen innerhalb von Familien nehmen deutlich zu, es gibt dadurch viele Singles, von denen ein Großteil alleinerziehend mit einem oder mehreren Kindern eine andere Form von Familie bilden, es gibt zunehmend so genannte "Patchwork-Familien", das heißt, dass sich Alleinerziehende mit Kindern zu einer neuen Familie zusammenschließen. Die Folgen dieser Veränderungen wirken direkt auf eine veränderte Mutter- und Vaterrolle. Die Kinder erfahren Veränderungen bezüglich ihrer Bezugspersonen.

Klaus Hurrelmann beschreibt in seinem Buch "Einführung in die Sozialisationstheorie" die traditionellen Kernfamilien, die bis ca. 1950 in Deutschland vorherrschten. Eine Kernfamilie besteht zunächst einmal üblicherweise aus Vater, Mutter, Sohn und Tochter. Die Mutter trug die Verantwortung für die Geschehnisse innerhalb der Familie, sie zog die Kinder auf und war verantwortlich für deren Erziehung, kümmerte sich um das Wohlergehen der Familienmitglieder und hatte die Haushaltsführung inne.
Der Vater hatte für die finanzielle und wirtschaftliche Sicherheit der Familie zu sorgen und damit verbunden die Sicherung des sozialen Status.
Die Väter waren traditionell berufstätig, die Mütter waren überwiegend zu Hause oder waren in weit geringerem Maße beruflich beschäftigt. Der Vater war damit nur zeitlich sehr begrenzt in der Familie, häufig kamen sie erst spät abends nach Hause und nahmen damit nur an Wochenenden in vollem Maß am Familienleben teil.
Heute sind diese tradierten Rollenvorstellungen einem zunehmendem Wandel unterlegen, viele Frauen sind inzwischen berufstätig meist in Teilzeitbeschäftigung und stellen sich der Doppelbelastung von Familie und Beruf, Väter übernehmen immer mehr Erziehungsverantwortung, sind viel stärker an der Entwicklung ihrer Kinder interessiert und drücken dies durch eine liebevolle Fürsorge aus.
Klaus Hurrelmann schreibt treffend in seinem Buch "Einführung in die Sozialisationstheorie" : "Dieser Wandel der Väterlichkeit kann als ein Wandel von der traditionellen autoritären, repressiven und marginalen Rolle des Vaters hin zu einer freundschaftlichen, liebevollen und zentralen Rolle in der Familie umschrieben werden."

Auf einer Internetseite des Deutschen Historischen Museums Berlin (werden die Familienverhältnisse zur Zeit des Zweiten Weltkrieges anschaulich beschrieben.
Hier wird daran erinnert, dass die meisten Familien davon betroffen waren, dass mindestens ein Familienmitglied an der Front war, häufig waren es die Väter, in vielen Familien waren neben den Vätern auch die Söhne betroffen. Die

Hauptsorge der Familienmitglieder zu Hause galt in erster Linie denen an der Front, eine Verbindung bestand häufig nur durch Briefe, die verschickt wurden. Neben dieser Sorge trat im weiteren Verlauf des Krieges immer stärker der Tod in den Mittelpunkt des Bewusstseins der Menschen. Viele verloren ihre Familienangehörigen und mussten damit ihre bisherigen Familienstrukturen ganz neu einrichten.

Weiter heißt es im Bericht des Deutschen Historischen Museums Berlin: ""Auf allen Lebensgebieten, wo es an Männern fehlt, hat die Frau den Mann zu vertreten", wie es offiziell hieß und propagandistisch dokumentiert wurde. Im öffentlichen Dienst beschäftigte Frauen waren dabei ab Oktober 1939 ihren männlichen Kollegen im Lohnniveau ebenso gleichgestellt wie Akkordarbeiterinnen in den Rüstungsbetrieben ab 1940. Höhere Löhne, verbesserte Arbeiter- und Mutterschutzgesetze oder massive staatliche Wohlfahrtsleistungen sollten die Stabilität der "Heimatfront" trotz stufenweiser Erhöhung der wöchentlichen Arbeitszeit von 48 auf 50 oder mehr Stunden und verschlechterter Lebensbedingungen aufrechterhalten."

Hier wird deutlich, dass die zeitliche Anwesenheit der Mütter innerhalb der Familie sich zwangsläufig reduzierte, da sie nun für die Aufrechterhaltung der Kriegsführung (Rüstungsindustrie) benötigt wurden. Trotz verbesserter Arbeitsgesetze sind die Lebensbedingungen und die Auswirkungen auf die Familie drastischer geworden. Die traditionelle Rolle der Mutter wurde einschneidend verändert, ersatzweise konnten sich nur Großeltern, Tanten oder die ältesten Geschwister um die Erziehungsaufgaben kümmern.

Die Töchter in den Familien waren damit konfrontiert, dass die Vaterfigur fehlte, die eine wesentliche Rolle für die Heranwachsenden bedeutet. Es konnten keine Vorbilder vorgelebt werden und sicherlich hatte es für den weiteren Lebensverlauf bei einigen Frauen auch Auswirkungen auf ihre zukünftigen Partnerschaften und auf die spätere Lebenszufriedenheit.

Bei den vaterlos aufgewachsenen Jungen fehlte das Vorbild Mann, und in den Fällen, in denen die Väter von der Front zurückgekehrt sind, ergaben sich neue Probleme, weil diese Männer oft in erheblichem Maße traumatisiert waren und damit in ihrer Persönlichkeit und ihren Handlungen verändert haben.

Die Kriegskinder sahen sich häufig innerhalb der Familien mit Ambivalenzen konfrontiert. Sie erlebten Widersprüche bezüglich Nähe/Distanz, Schuld/Unschuld, Macht/Ohnmacht und viele mehr. Ihre Väter waren ihnen, wenn sie vom Kriegseinsatz mit seelischen und körperlichen Verwundungen heimkehrten, oftmals fremd.

Zuhause mussten die Kinder Rücksicht üben und Verständnis zeigen, sie hatten dadurch das Gefühl, dass sie nicht den Vater hatten, der sie eigentlich beschützen und trösten sollte.

Aufgrund der Pflege des Vaters durch die Ehefrau stand für die Kinder schließlich noch weniger Zeit zur Verfügung, in der sich die Mutter um das Wohlbefinden des Nachwuchses kümmern konnte.

In ihrer Magisterarbeit von Désirée Freese ist auf Seite 28 zu lesen:

"Die Belastungsunfähigkeit der Eltern und deren (meist unbewusste) Suche nach Halt machte das Ausleben negativer Gefühle und Loslösungsprozesse für die Kinder schwieriger. Mit der Übernahme von Erwachsenenaufgaben (wie beispielsweise zum Lebensunterhalt des Haushalts dazu zuverdienen, jüngere Geschwister zu erziehen, Haushalt zu führen, Ansprechpartner für Probleme der Mutter zu sein etc.) wurden wichtige Kindheitsphasen (Trotzphase und Pubertät) zur Ausbildung von Autonomie übersprungen und/oder konnten auf Grund impliziter oder expliziter Gefühlsverbote, die zu Abspaltung von ambivalenten Anteilen führten, nicht ausgelebt werden. Auf diese Weise haben Kriegsbedingungen auf die Familienstruktur und die Eltern-Kind-Beziehungen Einfluss genommen, die dazu führten, dass Ambivalenzen unter Umständen mehr und intensiver erfahren wurden, aber oftmals nicht „phasengerecht" oder zu wenig bis gar nicht bewältigt werden konnten."

Die Kriegskinder sind die erste Gruppe der Scheidungskinder, ein Phänomen, das sicherlich auf die schwierigen psycho-sozialen Bedingungen in der kindlichen Entwicklungsphase mit zurückzuführen ist.

3.3 Das Leben der Kriegskinder im Erwachsenenalter

Die Generation der Kriegskinder wird in der Literatur auch häufig als eine unauffällige Generation bezeichnet (z.B. in dem Buch von Sabine Bode, "Die vergessene Generation", 2008). Es finden sich wenig Berichte über die Betroffenen, es wurde bislang nur wenig über die Auswirkungen des Krieges auf die Heranwachsenden geforscht.

Die Kinder wurden damals während und kurz nach dem Krieg dazu angehalten, dass man über diese schlimmen Ereignisse nicht spräche, es wäre stattdessen stets nach vorne zu schauen. Es wurde eine hohe Anpassungsfähigkeit verlangt, die Energie wurde in den Wiederaufbau des Landes gesteckt. Es entwickelte sich eine Art "schwarzer Humor", der einem auch heute noch in Gesprächen mit älteren Menschen begegnet. Frau Sabine Bode zitiert einen typischen Satz, wie beispielsweise schwierige und seelisch belastende Situation weitergegeben wurden: "Unser Kurt wurde 43 in Düsseldorf geboren. Das hat gut geklappt. Zwischen zwei Bombenangriffen." (Sabine Bode, "Die vergessene Generation, S. 31)

Nach dem Krieg wurde die Versorgungssituation langsam aber zunehmend besser, es gab wieder mehr zu essen, es standen nach dem Wiederaufbau wieder Wohnungen zur Verfügung, die ärztliche Versorgung war gesichert, es gab wieder ein gut funktionierendes Kindergarten- und Schulsystem.

Der Psychoanalytiker und Psychiater Hartmut Radebold schreibt in seinem Artikel "Kindheiten im Zweiten Weltkrieg und ihre Folgen": " Etwa ab 1949/50 zeigten die Kinder und Jugendlichen, die vorher massivste Störungen hatten, wieder eine normale Entwicklung - Körperwachstum, Längenwachstum, schulische Leistungen -und fielen nicht mehr auf, das heißt sie "funktionierten" wieder. Sie berichteten zwar noch von belastenden bis traumatisierenden Erfahrungen, aber so, als ob das eine "Sache" wäre: ganz sachlich, ohne Affekte. Das, was unter dieser "Pseudo-Normalität" verborgen geblieben ist - beschädigende bis traumatisierende Erfahrungen - das holt die heute älteren Menschen ein." (aus: Dr. med. Mabuse 155 Mai/Juni 2005, S. 43 ff)

Die Autorin Sabine Bode schreibt, dass die betroffene Generation sich nicht durch mehr Krankheiten von anderen Generationen abgrenzt, sie ist auch nicht von stärkerer Armut betroffen, ganz im Gegenteil, noch nie habe es in Deutschland Senioren gegeben, denen es finanziell so gut ging, wie den heute 60- bis 70jährigen. Sie fügt weiter hinzu: "Eine vielbeschäftigte, tüchtige Generation. Sie kann auf ihre Lebensleistung stolz sein. Und wer sich bei Männern der frühen Dreißiger-Jahrgänge auskennt, der weiß, dass sie auch auf ihre Zähigkeit stolz sind. In ihren Augen halten die später Geborenen längst nicht so viel aus wie sie selbst ... ."

Ergänzend sei zu erwähnen, dass in den Sechsiger und Siebziger Jahren ein flächendeckendes Kursystem entwickelt und angeboten wurde. Hier wurden viele derer, die damals im Krieg Kinder waren mit der Diagnose "Vegetative Dystonie" behandelt. Eine tiefergehende Beschäftigung mit den Kriegstraumen fand noch nicht statt.

3.4 Das Leben der Kriegskinder im Alter

Mit dem Austritt aus der aktiven Berufszeit scheint es ein zunehmendes Erinnern an die Geschehnisse von damals zu geben. Hinzu kommt, dass die Kriegskinder von einst durch die Medien immer wieder mit Kriegsereignissen aus aller Welt konfrontiert werden, es werden Live-Berichterstattungen gezeigt mit zerstörten Häusern, verwundeten Menschen und chaotischen Versorgungssituationen. Es findet eine intensiver Auseinandersetzung mit der Vergangenheit statt. Es ist unklar, wie die Menschen in ihrer Altersphase mit der psychischen Last zurechtkommen und wie sie sich der Außenwelt mitteilen werden. Auf der einen Seite besteht die Auseinandersetzung mit dem erfahrenen Leid, auf der anderen Seite steht die Prägung des Schweigens dem gegenüber.

Kriegserlebnisse führten häufig zu Kontrollverlusten, man fühlte sich ohnmächtig und der Situation ausgeliefert. Misstrauen und Distanz zu neuen Situationen und allem Unbekannten sind die Folge. Der Mensch ist jedoch bestrebt, ein Gefühl von Sicherheit zum Überleben zu bekommen, so dass für die damaligen Kriegskinder hinsichtlich ihrer Lebensführung eine sehr starke Kontrolle auszuüben die einzige Alternative darstellte, um im Leben weiter zurecht zu kommen. Strukturen, Übersichtlichkeit und Kontinuität verbunden mit Klarheit, Disziplin und hierarchischer Ordnung sollen Stabilität garantieren. Bekannt sind die Äußerungen "Ich bleibe lieber bei dem was mir vertraut ist und was ich kenne.", "Schuster bleib bei deinem Leisten.", "Was der Bauer nicht kennt, frisst er nicht." Hieraus lässt sich gut ablesen, dass Neuerungen nicht gewünscht sind, dass Altbewährtes bestehen bleiben soll, Vermeidung und Abwehrverhalten stehen im Vordergrund.

Die Menschen dieser Generation sind überaus bestrebt, ihre Autonomie, die sie mühsam erworben haben, zu bewahren. Hier leiten sich automatisch Probleme ab, wenn die Betroffenen in die Situation geraten, dass sie pflegerischer Unterstützung bedürfen. Es fällt enorm schwer, diese anzunehmen, eher wird mit Ablehnung reagiert, irgendwie käme man schon zu recht und früher ginge es ja auch. Medizinische Unterstützung wird ebenfalls nicht gerne angenommen, diese Menschen waren es nicht gewöhnt und sie haben es nicht gelernt, sorgsam mit ihrem Körper und damit auch mit ihrer Gesundheit umzugehen. Vorsorgeuntersuchungen steht man skeptisch gegenüber.

Die Kinder haben in den damaligen Kriegsjahren ganz andere Werte vermittelt bekommen, als sie heute üblich sind. Es gab Aussagen wie "hart wie Krupp-Stahl", "Stell Dich nicht so an!" , "zäh wie Leder" und ähnliches. Die nationalsozialistische Erziehung mit ihren eigenen Werten und Normen war in vielen Familien Bestandteil der elterlichen Erziehung und wurde entsprechend an die Kinder weiter vermittelt.

Für die Pflege stellen diese Umstände eine besondere Herausforderung dar. Eine häufig junge Generation kümmert sich um das körperliche und seelische Wohlbefinden pflegebedürftiger älterer Menschen. Sie haben diese Welt von damals nicht kennengelernt, sie wissen häufig nicht, welche Auswirkungen die Geschehnisse bis heute haben und kennen vieles nur aus Erzählungen der Eltern- bzw. Großelterngeneration.

Es gibt beispielsweise Frauen, die in den Kriegsjahren mit Gewalterfahrungen konfrontiert wurden bzw. selbst vergewaltigt wurden. Diese lehnen in aller Regel männliche Pflegekräfte ab. Schwierig wird die Situation vor allem dann, wenn über diese Vergangenheit nicht gesprochen wird oder die pflegebedürftige Bewohnerin aufgrund hirnorganischer Veränderungen dieses auch nicht mehr adäquat mitteilen kann und stattdessen mit vehementer körperlicher Abwehrhaltung reagiert.

An der Stelle der Hilfsmittelversorgung wird häufig die Prägung der Menschen, die damals im Krieg Kinder waren, auch deutlich. Einmalprodukte wie zum Beispiel Inkontinenzartikel bedeuten schier eine Verschwendung. In vielen Altenpflegeeinrichtungen ist immer wieder zu beobachten, dass diejenigen, die noch selbständig einen Inkontinenzwechsel vornehmen können, diesen seltener als erforderlich wechseln bis hin, dass sie diese auf Heizungen trocknen lassen um sie entsprechend wiederzuverwenden. Inkontinenzartikel sind zudem aus der Sicht der älteren Menschen sehr teuer und ihnen wird durchaus einen verschwenderischen Charakter zugeordnet. Aus dieser Betrachtungsweise kann auch eine vollständige Ablehnung resultieren, die Situation der Inkontinenz wird dann mit eigenen improvisierten Mitteln versucht zu begegnen.

Lebensmittel werden gerne gehortet, es herrscht immer noch die Angst vor, es könnten vielleicht wieder schlechte Zeiten drohen und man möchte auf keinen Fall wieder Hunger erleiden müssen. Die Kühlschränke in Senioreneinrichtungen, die Betreutes Wohnen anbieten sowie Wohnstifte, zeigen deutlich einen Überfluss, obwohl ein täglich neues Lebensmittelangebot von Seiten der Einrichtung besteht. Es kann und darf nichts weggeworfen werden!

Die Handlungsmuster, die sich aus der damals in Kriegs- und Nachkriegszeiten während der Sozialisation manifestierten, bergen durchaus ein Gesundheitsrisiko.

Ärztlich erforderliche Behandlungen, die abgelehnt werden oder denen mit einer mangelnden compliance begegnet wird, können möglicherweise zu Verschlimmerungen oder Fortbestehen der vorhandenen Erkrankungen führen. Notwendige pflegerische Unterstützung kann in einer Verwahrlosung der Person selber und deren Umgebung münden. Weitere Erkrankungen können dadurch ausgelöst werden.

Eine Ablehnung erforderlicher pflegerischer Unterstützung im Bereich Mobilität kann zu Stürzen führen, die komplizierte Frakturen nach sich ziehen können.

Ernährungstechnisch kann durch das massive Sammeln von Lebensmitteln der Überblick über die Verderblichkeit der Nahrung verloren gehen. Es könnten damit verdorbene Speisen aufgenommen werden. Hinzu kommt, dass mit höherem Alter in aller Regel die Sehfähigkeit immer weiter beeinträchtigt ist, so dass auch hierdurch ein möglicher Schimmelbefall nicht erkannt werden kann. Es zeigt sich auch in der Praxis, dass selbst wenn verdorbene Stellen an Lebensmitteln noch gesehen werden, diese oft nur unzureichend entfernt werden und der Rest dem Verzehr zukommt. In Gesprächen hört man oft die Aussagen wie: "Das ist doch noch gut!", "Das kann man doch noch essen!" oder "Das ist doch zu schade zum Wegwerfen!"

Allen Kindern, die damals die Zeit der Weltkriege erlebten, ist gemeinsam, dass sie mit Ängsten und Nöten konfrontiert wurden, dass Lebensmittel im Regelfall knapp waren, dass es Zerstörungen gab und damit das Zuhause entbehrt werden musste und dass die Zukunft ungewiss war.

Interessant und bedeutend für unsere heutige Altenpflege ist durchaus, dass nach den Untersuchungen es einen Unterschied macht, ob die damaligen Kinder beispielsweise Bombardierungen mit ihren Eltern erleben mussten, oder sie evakuiert wurden und dadurch häufig von ihren Eltern getrennt waren. Eine Trennung von den wichtigen Bezugspersonen-den eigenen Eltern- wog viel schwerwiegender als die dramatischen Bilder einer Zerstörung durch Bombenangriffe. Darüber hinaus spielen andere Faktoren wie zum Beispiel auch das Alter eine große Rolle im Verarbeitungsprozess der Geschehnisse. Je jünger die Kinder zu dem Zeitpunkt waren, desto weniger hatten sie "Werkzeuge" an der Hand, das Erlebte entsprechend verarbeiten und verstehen zu können.

Die Kinder, die damals den Krieg erlebt haben, mussten sich unter anderem sehr stark mit dem Thema Trennungen auseinandersetzen. Nicht selten wurden sie durch vorübergehenden oder oftmals auch endgültigen Verlust von Bezugspersonen traumatisiert.

Im Laufe ihres Lebens sind die Betroffenen noch mehrmals mit Trennungen konfrontiert worden, sei es, dass die Kinder aus dem Haus ausgezogen sind, um ihr eigenes Leben zu gestalten, sei es der Tod des Lebenspartners oder Ehemanns bzw. -frau, der Eintritt ins Rentenalter und damit die Trennung vom aktiven beruflichen Leben und schließlich und letztendlich auch die Trennung vom langjährigen Zuhause, weil sie pflegebedürftig geworden sind und in ihrer ursprünglichen Umgebung nicht ausreichend versorgt wären.

Alle Trennungen werden immer wieder bei vielen Menschen an den alten Wunden aus der Kindheit rühren, zumal diese damals kaum oder gar nicht aufgearbeitet wurden. Es galt ja eher die Haltung, die schlimmen Erlebnisse aus der Kriegszeit zu verschweigen oder zu bagatellisieren. In einigen Fällen wurde die enorme seelische Belastung an die Kinder weitergegeben, die dadurch wiederum posttraumatisch erkrankt sind und dadurch kaum Unterstützung leisten können.

Der Rückblick der Kriegsgeneration ist sicherlich in vielen Fällen nicht positiv. Die Wünsche und Vorstellungen, die man damals an das eigene Leben gestellt hat, sind nicht selten unerfüllt geblieben. Menschen haben vieles verloren und sehen dadurch auf verpasste Chancen zurück. Beispielhaft steht hierfür unter anderem das Bildungswesen. Viele Jugendliche konnten nicht den Schulabschluss erreichen, den sie angestrebt haben, weil es galt, recht schnell Geld zu verdienen, da viele Familien nicht über ausreichende finanzielle Mittel verfügten, Frauen, die sich um die Kinder, oft Geschwisterkinder kümmerten und um den Haushalt der Familie, die dadurch gar nicht die zeitlichen Ressourcen für einen entsprechenden Bildungsweg hatten und die enorme Bewältigung des Wiederaufbaus als gemeinschaftliche Aufgabe. Es gab die sogenannten "Trümmerfrauen", die nach Kriegsende die Städte von Trümmern befreiten und damit für den Fortbestand und eine schnelle Entwicklung der Innenstädte sorgten.

Diese negative Lebensbilanz sorgte mit zunehmenden Alter für zunehmende Altersdepressionen. In Gesprächen mit betroffenen älteren Menschen begegnen einem häufig Sätze wie: "Ich wäre so gerne noch zur Schule gegangen!", oder "Ich hätte gerne einen ordentlichen Beruf gelernt!" Der Kummer darüber ist deutlich spürbar.

4. Fazit

Die wissenschaftliche Beschäftigung mit den gesundheitlichen Folgen für die Menschen, die während des Krieges Kinder waren, steht noch in den Anfängen. Es gibt viele Berichte darüber, welche Folgen es für die Soldaten hatte, da sie bisher mehr im Fokus der Betrachtung standen. Die Ängste und Sorgen, die man aufgrund der damals schwierigen Verhältnisse erlitt und jeder in sich weiter trug, wurden nur sehr selten oder gar nicht mitgeteilt. Viele psychische Belastungssituationen wurden im Innern verschlossen und man versuchte irgendwie damit fertig zu werden.

Durch die Sozialisation, die zum großen und entscheidenden Teil während der Kindheitsphase stattfand und die Menschen prägte, gibt es heute bei älteren Menschen sehr viele Handlungsweisen und Reaktionen, die zurückzuführen sind auf die damalige Zeit, die durchlebt wurde.

Die Menschen, die in der damaligen Zeit betroffen waren, sind diejenigen, die sich heute im Ruhestand befinden, die teilweise schon in Pflegeeinrichtungen aufgenommen wurden oder zukünftig noch zu einem großen Teil Patienten oder Bewohner der Gesundheits- und Pflegeeinrichtungen werden. Ihnen ist mit einer großen Sensibilität zu begegnen, da so wenig über deren Gefühls- und Erlebnislage bekannt ist. Ängste und unverarbeitete Erlebnisse, die diese Menschen begleiten, sind nicht immer offensichtlich. Viele Institutionen müssen sich darauf einstellen, dass dieser Personenkreis neben dem, was offensichtlich ist, auch eine Art "stilles Leiden" haben, dass sich in vielfachen Krankheitsbildern manifestiert hat und eine sicherlich große Bedeutung für unser Gesundheitswesen hat.

Die Kriegskindheit hat auf jeden Fall deutliche Spuren auch nach inzwischen 60 Jahren Vergangenheit hinterlassen, die möglicherweise mit zunehmendem Alter noch viel stärker in Erscheinung treten werden, weil bisher funktionierende Bewältigungsstrategien wie beispielsweise Verdrängen immer weniger greifen werden.

Speziell zum Gesundheitsverhalten lässt sich festhalten, dass ein besonderes Bewusstsein über den sorgsamen und sorgfältigen Umgang mit dem eigenen Körper eher unterentwickelt sind. Die Kinder haben durch eine andere Wertevermittlung eine andere Sicht- und Handlungsweise übernommen, als die, die uns heute eher selbstverständlich erscheinen, nämlich zu Vorsorgeuntersuchungen zu gehen, ärztliche Ratschläge zu befolgen und sich auch medizinisch und auch pflegerisch unterstützen und beraten zu lassen.

Klaus Hurrelmann spricht in seinem Buch "Einführung in die Sozialisatonstheorie" von Sozialisation als produktive Verarbeitung der Realität. Bis ins hohe Alter könne die innere und äußere Realität verarbeitet werden. In jeder Lebensphase gilt es neue und auch andere Anforderungen zu lösen und für sich persönlich zu erfüllen. Die Auseinandersetzung wird aber immer vor dem Hintergrund bereits Erlebten stattfinden, sie werden kombiniert mit den eigenen Vorstellungen der Zukunft und sind verknüpft mit den persönlichen Gegebenheiten eines Einzelnen wie den biologischen Vorgaben, dem jeweiligen Temperament, den persönlichen Wünschen und Ansprüchen, den soziale Erwartungen und gesellschaftlichen und materiellen Umweltanforderungen.

Klaus Hurrelmann schreibt weiter: "Durch die Verlängerung der Lebensdauer und die heute typischen großen Spielräume für einen individuellen Lebensstil kann sich die lebensgeschichtliche Bedeutung der frühen Lebensphasen abschwächen. ..."
Die noch nicht abgeschlossene Sozialisation, die sich nach Klaus Hurrelmann sozusagen im Fluss befindet, macht Hoffnung, dass positive Erlebnisse in der heutigen Zeit mancherlei Ängste nehmen können und ein kleines Umdenken und eine Abschwächung von Ängsten zufolge haben kann.
Diese positiven Erlebnisse können darin bestehen, dass mit einer erhöhten Sensibilität und Sensitivität anders auf die Menschen zugegangen werden kann, dass Verständnis und ein "offenes Ohr" signalisiert werden und dass aufgezeigt werden kann, dass es nun auch Situationen gibt, die zwar Veränderungen erfordern, die aber durchaus positiv für den älteren Menschen wirken können und sich angenehm anfühlen. Beispiel wäre hier auch wieder die Pflege, die häufig aus bereits oben erwähnten Gründen abgelehnt wird, aber bei der in vielen kleinen Teilschritten gezeigt werden kann, dass Vertrauen entstehen kann und damit eine neue und veränderte Situation Skepsis ausräumen kann.

Für die Ärzte wird es zukünftig auch immer bedeutungsvoller, sich bei den älteren Patientinnen und Patienten die Jahrgänge anzuschauen und an mögliche Kriegstraumata zu denken, die Auswirkungen auf jetzt bestehende Erkrankungen haben und auch auf das jeweilige Gesundheitsverhalten.

Abschließend ist es von enormer Bedeutung, insbesondere im Fort- und Weiterbildungsbereich die Berufsgruppen, die sich jetzt und zukünftig mit den "Kriegskindern" beschäftigen, gezielt auf die Problematik der Kriegsfolgen im gesundheitlichen Bereich zu schulen. Wünschenswert wäre darüber hinaus eine intensivere wissenschaftliche Forschung, um dieses Wissen, das dort erzielt werden kann, an die Menschen weitergeben zu können, die beruflich dieser Generation helfen soll und damit letztendlich den betroffenen Menschen aus der Kriegszeit ein wenig ihrer Last zu nehmen und vielleicht behilflich sein zu können, einiges aus der Vergangenheit noch bewältigen zu können.

Quellenverzeichnis:

Sabine Bode: "Die vergessene Generation", Piper Verlag, 10. Auflage 2008

Klaus Hurrelmann:
"Gesundheitssoziologie, Eine Einführung in sozialwissenschaftliche Theorien von Krankheitsprävention und Gesundheitsförderung", Juventa Verlag, 7. Auflage 2010

Klaus Hurrelmann: Einführung in die Sozialisationstheorie, Beltz Studium, 9. Auflage

Andrea Bauer: Titel: Kriegskindheit im Zweiten Weltkrieg und heutige psychosomatische Belastung durch posttraumatische und komorbide Symptome, (Jahr: München 2009) -Dissertation zum Erwerb des Doktorgrades der Medizin an der Medizinischen Fakultät der Ludwig-Maximilians-Universität zu München, URL: http://edoc.ub.uni-muenchen.de/9834/1/Bauer_Andrea.pdf (Stand:23.08.2011)

Dr. Dietmar Höhne: Titel: Kindheiten im Zweiten Weltkrieg und ihre Folgen, (Jahr: Mai/Juni 2005)- Kriegskinder und Zeitgeschichte
URL: file:///F:/Documents/HFH/Gesundheitswissenschaft/kindheiten.html
(Stand: 23.08.2011)

Psychosozial-Verlag, Greb, Tillmann; Pilz, Ursula; Lamparter, Ulrich. Titel: Das Erleben von Krieg, Heimatverlust und Flucht in Kindheit und Jugend bei einem Kollektiv bypassoperierter Herzinfarktpatienten, (Jahr: 2006), URL: http://web.psychosozial-verlag.de/psychosozial/details-print.php?p_id=25900 (Stand: 23.08.2011)

Spiegel online, Titel: Psychologie, Dir ist was Schreckliches passiert, (Jahr: 25.04.2005), URL: file:///F:/Documents/HFH/Gesundheitswissenschaft/d-40171775.html
(Stand: 23.08.2011)

dhm-LeMO, Titel: Der Zweite Weltkrieg/Alltagsleben im Krieg, (Jahr: unbekannt)
URL: http://www.dhm.de/lemo/html/wk2/alltagsleben/index.html
(Stand: 23.08.2011)